278

QUELQUES RECHERCHES

SUR

LES OSTÉOMES

MUSCULAIRES

PAR

Le Docteur Clément MANTE

Externe des hôpitaux de Montpellier
Ex-interne à l'hôpital civil d'Oran

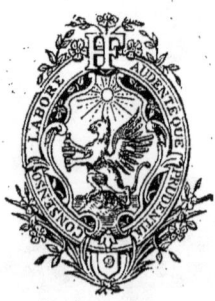

MONTPELLIER
IMPRIMERIE CENTRALE DU MIDI
(HAMELIN FRÈRES)
—
1895

QUELQUES RECHERCHES

SUR

LES OSTÉOMES

MUSCULAIRES

QUELQUES RECHERCHES

SUR

LES OSTÉOMES

MUSCULAIRES

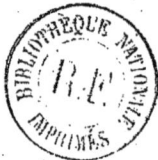

PAR

Le Docteur Clément MANTE

Externe des hôpitaux de Montpellier
Ex-interne à l'hôpital civil d'Oran

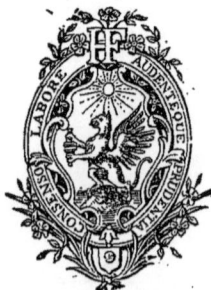

MONTPELLIER
IMPRIMERIE CENTRALE DU MIDI
(HAMELIN FRÈRES)

1895

INTRODUCTION

> Descendre une coulée n'est rien, on n'a qu'à se
> laisser glisser. La remonter est plus dur ; il faut
> grimper en s'accrochant aux branches d'arbres
> traînantes, à quatre pattes, comme qui dirait à la
> force des poignets.
>
> (Jean RICHEPIN, *Les morts bizarres.*)

Avant de commencer cette étude, il nous semble indispensable d'en expliquer le titre, en d'autres termes, d'en définir le sujet.

A la suite de certains traumatismes, on peut rencontrer des tumeurs de consistance osseuse qu'on a, dès le début, rapportées au système osseux. Elles se forment dans une proportion difficile à déterminer, assurément dans des cas assez peu rares, moins rares qu'on ne le pensait autrefois. Ces tumeurs naissent au voisinage des os, mais elles paraissent en être indépendantes, comme topographie tout au moins. Cependant en raison de leur constitution physique, anatomique et micrographique, on doit en faire une production analogue comme tissu aux os de la charpente du corps, c'est donc une tumeur osseuse, un ostéome, pour employer la terminologie habituelle.

Mais, pour ne pas les confondre avec les autres ostéomes décrits dans tous les livres classiques, ostéomes qui compren-

draient volontiers l'exostose et l'hyperostose, nous les appel-
lerons avec certains auteurs des ostéomes musculaires.

Cette question est de date récente. La première observation
publiée est, croyons-nous, celle de Mascarel (*Bulletin de la
Société anatomique*, 1840). Quinze ans après, Billroth (*Deutsche Klinik*, 1855, n° 27) fait connaître un second cas. Puis
se succèdent, en Allemagne, les travaux de Pitha, Podrasky,
Virchow, Volkmann, Orlow, Helferich, Josephson, Seydeler...
En France, plus récemment, Favier, Charvot, Schmitt, Tartière, Boppe, Demmler, Ramonet..., font part de leurs scrupu-
leuses recherches. Le 13 décembre 1893, une savante discussion à la Société de chirurgie mettait encore la question des
ostéomes musculaires à l'ordre du jour ; et, il y a neuf mois
à peine, Delorme fit sur ce sujet, à la même Société, une
communication importante.

Cependant les traités de chirurgie sont muets ou presque
sur cette bizarre création osseuse. C'est que les observations
d'ostéome musculaire sont rares, souvent même incomplètes.
Le doute est partout. La symptomatologie n'est pas franche.
La pathogénie s'en ressent.

Mais peut-être, en reprenant le dossier complet de cette
étude ; en rapprochant et en étudiant par le menu les points
saillants des observations publiées ; en suivant longtemps et
avec soin certains malades, comme nous l'avons fait pour les
contusionnés (catégorie de blessés chez lesquels on a surtout
observé les ostéomes musculaires) ; en revoyant les quelques
descriptions micrographiques que l'on a écrites de ces singu-
lières tumeurs, et en les contrôlant sur des pièces que l'on
avait bien voulu nous communiquer ; en essayant même de

reproduire expérimentalement des ostéomes, et en demandant à l'analyse histologique le résultat de ces tentatives, peut-être pourrons-nous avoir une vue d'ensemble suffisante de l'affection que nous nous sommes proposé d'étudier.

Assurément, nous n'avons pas eu la prétention de faire, en ce sens, quelque chose de définitif; et même, bien que la question soit assez neuve et assez peu étudiée, nous avons eu beaucoup de peine, en raison des circonstances où nous étions placé, à réunir une somme suffisante de documents.

Quel que soit le travail, quels que soient les résultats de l'effort qu'il nous a coûté, nous l'offrons, en témoignage de gratitude et de reconnaissance, aux Maîtres qui ont dirigé notre éducation médicale.

M. le Dr Gasser, aide-major à l'hôpital militaire d'Oran, a fait preuve à notre égard d'une grande obligeance. Toujours prêt à nous donner un conseil, il nous a permis de travailler dans son laboratoire et nous lui devons un examen histologique inédit. C'est la meilleure page de cet essai. Nous lui offrons ici nos remerciements les plus sincères.

Que M. le professeur Tédenat, dont nous reconnaissons volontiers les créances sans prescription, veuille bien croire à notre respectueux et absolu dévouement.

Il nous fait beaucoup d'honneur en acceptant la présidence de notre thèse; nous regrettons qu'elle ne soit pas meilleure.

PLAN GÉNÉRAL

Introduction.

I. — Symptomatologie :

I. — Tableau clinique d'ensemble.
II. — Analyse des symptômes.
III. — Conclusions.

II. — Étiologie, Pathogénie et Médecine expérimentale :

I. — Résumé des conceptions proposées.
II. — Discussion.
III. — Conclusions.

III. — Anatomie pathologique :

I. — Macroscopique.
II. — Microscopique.

IV. — Traitement :

I. — Prophyllactique :
    a) Médical.
    b) Chirurgical.
II. — Curatif :
    a) Médical.
    b) Chirurgical.
III. — Consécutif.

Observations.

QUELQUES RECHERCHES

SUR

LES OSTÉOMES

MUSCULAIRES

~~~~~~~

I

SYMPTOMATOLOGIE

I. Tableau clinique d'ensemble. — II. Analyse des symptomes.
III. Conclusions.

I. — Tableau clinique d'ensemble

On peut diviser en deux grandes classes les symptômes de
l'ostéome musculaire :

1° Symptômes subjectifs ;
2° Symptômes objectifs.

La douleur est le seul signe subjectif, mais justiciable d'une
seconde dichotomisation. Il faut noter aussi que la douleur
peut n'être pas appréciable, ce qu'il est important de savoir;
mais, quand elle est existe, elle peut être :

Spontanée ou provoquée dans des circonstances que nous
aurons à étudier plus tard.

Quant aux signes objectifs, ils ne sont pas plus nombreux :

l'inspection et la palpation suffiront à déterminer les manifestations tégumentaires, si elles existent, et la consistance du
produit néoformé.

SIGNE SUBJECTIF. — DOULEUR

Avant de différencier les manifestations de ce symptôme
douleur, nous pouvons dire quelques mots sur son siège,
qui dépend seulement du siège de la lésion traumatique.

Pour l'ostéome des cavaliers, généralement la douleur se
manifeste à la partie supéro-interne de la cuisse, dans la zone
des adducteurs. Mais elle peut aussi siéger exceptionnellement derrière le scrotum ou dans l'aine.

Pour les gymnastes et les soldats d'infanterie, le siège de la
douleur est dans le brachial antérieur ou le deltoïde.

Nous donnons là les lieux d'élection où les ostéomes sont
le plus fréquents, où les conditions de sa formation sont les
meilleures. Nous pourrions citer aussi le grand droit de l'ab-
domen, malgré la rareté des exemples que nous pouvons
mettre en ligne de compte.

La douleur peut être spontanée, mais la spontanéité même
revêt deux caractères bien tranchés. Elle peut être :

1° Vive le plus souvent, venant sans prodrome et portant
au maximum la gêne fonctionnelle du membre. Elle se fait
sentir comme une déchirure, brutalement, à l'occasion d'un
effort, d'un mouvement brusque ou d'un choc violent ;

2° D'autres fois elle est vague, mal définie, mal comprise,
et peut même ne pas être perçue. Nous citons pour exemple
le cas de Billroth, où l'ostéome ne fut découvert qu'à l'autopsie.

Cette douleur spontanée est continue et disparaît peu à peu
par le repos du membre.

La douleur provoquée par la palpation ne peut être qu'intermittente.

Cependant, entre ces deux formes si nettes de douleur, il en est une troisième qui ne tient ni de l'une ni de l'autre, ou plutôt qui est spontanée et provoquée à la fois, c'est la sensation déterminée par l'ostéome sur les tissus qui l'entourent. Elle n'est pas continue. Elle cesse par le repos, recommence avec le travail du muscle ; elle ne décroît pas, elle s'accuse, et ses intermittences deviennent de moins en moins fréquentes.

SIGNES OBJECTIFS

Nous les reconnaîtrons au moyen de l'inspection et de la palpation.

L'inspection de la partie lésée nous fait percevoir parfois du gonflement et une ecchymose. Mais parfois aussi les manifestations tégumentaires sont nulles ou incomplètes. Il peut arriver de plus qu'elles se montrent tardivement.

La palpation nous renseignerait plus utilement, si elle était faite en temps opportun.

Étant donné que la tumeur osseuse qui nous occupe peut se montrer quelques heures après l'accident dit de début, il faut se servir de ce moyen d'exploration dès que le malade vient se plaindre. Mais dans la plupart des cas la tumeur n'apparaît que quatre à cinq mois après l'accident, alors que toutes les manifestations tégumentaires ont disparu. Par conséquent, le palper pourra dans les premiers temps donner un résultat négatif.

Enfin la tumeur est constituée. Le doigt explorateur évoluera sur un noyau mobile, ovoïde ou pyramidal, à grand axe généralement parallèle à celui du membre, parfois aussi transversal, plus saillant et plus sensible dans les mouvements d'abduction forcée, situé le plus souvent dans la région supéro-interne de la cuisse, à l'insertion du droit interne ou du moyen adducteur.

Le volume de la tumeur varie de la grosseur d'une amande à celle d'un gros œuf de poule ; elle peut avoir jusqu'à $0^m,13$ de haut sur $0^m,06$ de large.

Sa consistance est aussi sujette à des variations très appréciables. Si, dans la majorité des cas, elle est dure et résistante, il peut se faire qu'elle donne au doigt une sensation de grossière malléabilité ou même de fluctuation.

Il y a donc, on le voit, pour l'ostéome musculaire, une symptomatologie bien diffuse, à tel point même que, à priori, une simplification de ce processus symptomatique doit pouvoir se faire.

C'est ce qui nous a engagé du reste à discuter ces données dans le chapitre suivant, espérant que nous pourrons attribuer à chacun des symptômes observés sa véritable valeur, et, laissant de côté les symptômes de complication, les réduire aux symptômes nécessaires.

II. — Analyse des symptômes

DOULEUR. — SON SIÈGE ; — SES MANIFESTATIONS

SIÈGE DE LA DOULEUR. — Nous notons simplement, comme conclusion des données exposées sur ce point dans le tableau clinique d'ensemble, que l'ostéome musculaire semble se produire presque toujours dans des régions soumises à des contusions fréquemment répétées : brachial antérieur, deltoïde, adducteurs.

MANIFESTATIONS DE LA DOULEUR. — Si parfois (obs. d'Orlow, de Lalesque....) la douleur est subite, vive, et par suite fait interrompre l'exercice commencé, il est d'autres cas non moins nombreux (obs. III, IV, de Favier....) où la douleur, vague d'abord, devient de plus en plus sensible et amène l'impotence fonctionnelle après un temps plus ou moins long. Parfois même, mais exceptionnellement, la douleur semble avoir été nulle, puisque l'ostéome ne fut découvert qu'à l'autopsie (cas de Billroth).

Voilà trois formes bien tranchées, par conséquent l'appoint symptomatique de chacune d'elles doit être bien différent. Pourtant, dans l'un comme dans l'autre cas, l'ostéome apparaît. Il y a eu, à coup sûr, des lésions différentes qui ont engendré la même néoformation, ce qui fait penser à l'unification possible de la lésion causale dont la symptomatologie serait plus ou moins altérée par des lésions complicatives.

Laissons de côté le seul cas qui nous soit connu où l'ostéome paraît s'être manifesté sans douleur (cas de Billroth), et admettons pour plus de sûreté l'existence de ce signe initial.

RAPPORTS ENTRE LA DOULEUR PRIMORDIALE ET L'APPARITION DE LA TUMEUR. — Lalesque note seize heures d'intervalle, Thiriar un jour, Michaux cinq jours, Berger quelques semaines, tandis que Seydeler, Josephson, Ramonet, constatent un intervalle de quatre à cinq mois.

Il nous semble impossible d'admettre que cette tumeur puisse évoluer avec une telle irrégularité d'allure. La douleur, dans quelques-uns de ces cas au moins, est un symptôme occasionnel. Il n'est pas illogique de croire à la préexistence de l'ostéome, et la douleur serait produite alors par la compression des téguments entre la tumeur et la selle. Elle cesse par le repos du membre, reprend sa valeur dans les conditions qui l'ont fait naître. Si, de plus, l'ostéome est gros, a des arêtes et des aspérités, on comprend que la douleur puisse être très

vive et la gêne fonctionnelle maxima ; si au contraire la tumeur est petite (obs. de Lalesque et de Berger), la douleur et
la gêne fonctionnelle peuvent être réduites.

Il semble donc que ce signe n'a pas toujours la valeur d'un
signe initial, son importance est variable, impossible à déterminer.

MANIFESTATIONS TÉGUMENTAIRES. — Orlow, Favier, Ramonet, Schmitt, Berger, Michaux, ont noté chez leurs malades du gonflement et une ecchymose, Lalesque n'a rien
constaté et, malgré l'absence de ce signe, l'ostéome s'est produit. Le gonflement et l'ecchymose ne sont donc pas nécessaires à la formation de cette tumeur.

D'autre part, les manifestations tégumentaires sont loin de
se produire avec la même régularité chronologique. Dans la
plupart des cas observés, elles sont rapides ; chez le malade
de Ramonet, cinq jours se passent sans qu'on puisse rien signaler. La peau a été peut-être moins contuse ou l'aponévrose
est restée intacte. Nous savons, en effet, que l'ecchymose
profonde apparaît immédiatement après le traumatisme quand
l'aponévrose est intéressée ; dans le cas contraire, elle est plus
tardive de quelques jours. Le sang épanché suit alors les traî-
nées conjonctives, et, guidé par l'aponévrose et la pesanteur,
l'ecchymose peut se montrer loin du siège de la contusion.
Le retard dans son apparition est le signe certain d'un hématome intra-musculaire. Il en a été ainsi, sans doute, pour le
malade de Ramonet.

D'autre part, il peut y avoir hématome sans ecchymose, et
rien ne prouve alors que les malades chez lesquels on n'a pas
noté de manifestation tégumentaire ont été à l'abri de l'épanchement sanguin.

TUMEUR. — Ainsi la tumeur peut se former sans symptôme

prémonitoire autre qu'une douleur plus ou moins vague ou plus
ou moins aiguë. Cet ostéome peut avoir, nous l'avons déjà
dit, toutes les variations de consistance et de volume, depuis
la fluctuation grossière jusqu'à la dureté de l'os. Ne semble-
t-il pas qu'on assiste là à l'ossification d'un épanchement?

III. — Conclusions

1° L'ostéome n'a pas de signes certains autres que les signes objectifs de la tumeur.

2° Les signes probables sont : la profession du malade, une
douleur plus ou moins sensible au même point, surtout dans
les adducteurs, le brachial antérieur ou le deltoïde, précédant
à un intervalle plus ou moins long l'apparition d'une tumeur
à cet endroit.

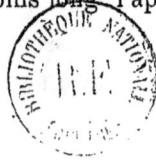

II

ÉTIOLOGIE, PATHOGÉNIE
ET MÉDECINE EXPÉRIMENTALE

I. — Revue des conceptions proposées

En 1890, Schmitt écrivait à la page 736 de la *Revue de chirurgie :* « Sur dix-neuf cas connus, dix fois il (l'ostéome des cavaliers) siégeait dans le premier adducteur (observations de Mascarel, Josephson, Thiriar, Favier, Buisson, Orlow, Schmitt), quatre fois dans le grand adducteur (observations de Josephson), une fois dans le biceps fémoral (observation de Meinhold), une fois dans le droit interne (Lalesque) et une fois dans le muscle iliaque interne (Sangalli). Les fantassins ont présenté quelquefois aussi des cas d'ostéome musculaire, ils siégeaient alors dans le deltoïde et le brachial antérieur, qui fournissent un travail pénible et exagéré pendant les exercices gymnastiques et par conséquent sont exposés à des ruptures (observations de Pitha, de Podrasky et de Dieu). »

A ces cas signalés nous pouvons ajouter aujourd'hui : les observations de Tartière, de Schmitt, de Labrevoit, de Boppe, de Demmler, de Gazin, de Ramonet, de Ferron, de Michaux, de Berger, de Delorme, de Guépin, de Rigal, de Yvert, de Sieur, etc.

Résumons aussi brièvement que possible les conclusions de ces auteurs.

PITHA et PODRASKY ont vu souvent chez les fantassins l'ossification inflammatoire du deltoïde (Exercier-Knochen) et celle du brachial antérieur à la suite d'exercices gymnastiques immodérés.

SEYDELER admet que la formation de l'ostéome est due à une rupture musculaire et à l'organisation du sang épanché en tissu cartilagineux, ostéoïde ou osseux.

HELFERICH dit que la myosite ossifiante n'est pas un processus inflammatoire, mais un trouble de croissance.

Pour VOLKMANN, l'ostéome musculaire est presque toujours sans continuité osseuse, et alors il résulte de l'inflammation chronique du tissu cellulaire interfibrillaire. Il l'a observé ailleurs que dans les cuisses.

VIRCHOW croit que les néoformations osseuses sont toutes, sans exception, du ressort des phénomènes inflammatoires. L'inflammation peut être légère, le port d'un bandage herniaire suffit pour produire une exostose du pubis. Schmitt ajoute (*Revue de chirurgie*, 1890, page 736): « Virchow considère la profession comme un facteur étiologique sérieux, et il croit trouver une cause prédisposante non dans la profession militaire que remplit le blessé au moment de son accident, mais dans celle exercée par lui au moment de son incorporation. »

Pour ORLOW, les causes de l'ostéome sont multiples, le traumatisme peut provoquer l'ossification du tissu conjonctif intermusculaire ou l'arrachement d'un segment du périoste qui continue à former de l'os.

KŒNIG (*Traité de pathologie chirurgicale spéciale*, t. III, p. 102, traduction Comte) écrit : « Pour ma part, je n'ai en tout cas jamais observé d'induration d'origine rhumatismale. Par contre, à la suite de pénibles travaux musculaires, il se fait parfois dans le muscle de véritables ossifications. »

FAVIER pense que l'ostéome se développe de deux façons : lentement, à la suite de pressions ou de chocs répétés, ou brusquement, autour d'un foyer de rupture musculaire, mais toujours par un processus de myosite ossifiante. Il paraît de plus faire jouer un rôle à la profession du malade.

LALESQUE, BOURSIER, DUDON et RECLUS admettent que la production de l'ostéome est due aux pressions répétées par le rebord de la selle ou la bretelle du fusil.

SCHMITT se range à l'opinion de Favier, tout en pensant comme Helferich que la prédisposition héréditaire et l'âge du sujet sont des facteurs étiologiques essentiels.

CHARVOT dit que l'hématome peut se transformer en tissu cartilagineux et même osseux.

Pour DEMMLER et pour RAMONET, la transformation osseuse de l'hématome est évidente.

MICHAUX insiste sur les rapports entre la rupture musculaire et l'ostéome.

NIMIER (*Gaz. hebd. de Paris*, 1893, p. 123) serait « même porté à placer en regard de ces deux modes pathogénétiques (hémato-ostéome et myosite ossifiante) les deux modes étiologiques précédemment signalés avec leurs conséquences cliniques : traumatisme brusque, suivi de rupture musculaire et d'hématome transformé plus tard en ostéome, et violences modérées et répétées entraînant une simple irritation musculaire et la myosite ossifiante. »

BERGER (*Bulletin de la Soc. de chirurgie*, 1893, t. XIX, p. 763) attribue l'ostéome « à un arrachement des insertions pubiennes des adducteurs détachant du bassin un fragment osseux qui persiste à l'état de noyau mobile dans l'épaisseur de la masse musculaire. »

Enfin, les faits apportés par M. DELORME à la Société de

chirurgie (1894) ont permis à ce chirurgien de défendre à nouveau la formation des ostéomes par hyperplasie de la couche
ostéogénique du périoste avoisinant.

II. — Discussion

Il ne peut pas y avoir de différence pathogénique entre l'ostéome des cavaliers et l'ostéome des fantassins, c'est-à-dire
entre l'ostéome de tel ou de tel muscle.

PRÉDISPOSITION HÉRÉDITAIRE (Helferich). — On n'a jamais
noté dans les observations la présence d'une diathèse. C'est
à dessein, en effet, que nous oublions le cas de Hawkins. Ce
n'est pas un ostéome, mais bien un syphilome, qui a diminué
notablement sous l'influence de la salsepareille, de l'iodure et
du mercure.

INFLUENCE DE LA PÉRIODE DE CROISSANCE (Helferich). —
Elle est probablement nulle. Graf, Thiriar, Orlow, Lalesque,
Berger, nous présentent des malades de quarante ans et
plus.

RÔLE DE LA PROFESSION MILITAIRE (Virchow). — Schmitt
nous dit bien qu'on observe presque toujours l'ostéome sur des
soldats. Cela n'a rien d'étonnant. Les médecins militaires
seuls s'occupaient alors de cette question. Aujourd'hui, que
l'attention est attirée sur ces faits, on a vu des ostéomes dans
la population civile : chez des scieurs de long, des cordon-
niers, qui frappent sur leur cuisse au niveau du tiers inférieur
du droit antérieur.

Quant au RÔLE DE LA PROFESSION ANTÉRIEURE A L'ÉTAT
MILITAIRE, Schmitt en a fait justice en rappelant en 1890 les

résultats peu concluants de Favier, « 8 professions différentes sur 8 malades.

INFLAMMATION CHRONIQUE. — MYOSITE OSSIFIANTE (Virchow, Volkmann, Favier, Schmitt, Le Dentu). — Myosite ossifiante est synonyme d'ostéome musculaire, mais il y a sous la question de mots une question de doctrine. Les uns donnent l'ostéome comme une ossification du muscle, les autres comme une formation hétérogène, soit qu'il naisse par transformation d'éléments embryonnaires en tissu plus élevé dans le sens osseux, soit que cet ostéome doive être considéré comme un développement de noyaux osseux aberrants préexistants. Dans son *Précis d'anatomie pathologique*, Paris, 1890, p. 317, Bard écrit :

« Il nous paraît probable qu'il s'agit en pareil cas d'une hypertrophie irritative, née sous l'influence directe de l'action traumatique et portant sur les os sésamoïdes aberrants qui ne sont pas aussi rares qu'on pourrait le croire au voisinage des insertions musculaires. »

Mais, d'après cela, il faudrait admettre la constance d'une évolution lente et l'hypertrophie de ces os sésamoïdes, consécutivement à une rupture musculaire, par exemple, c'est-à-dire à une action traumatique indirecte.

INFLUENCE DE L'IRRITATION MUSCULAIRE. — Désireux de savoir la part qui revient à l'irritation musculaire dans la genèse des ostéomes, nous avons essayé de rechercher par l'expérimentation la part qui revient à ce facteur pathogénique.

Le 15 mars 1894, nous avons, sur douze lapins, fait une incision à la partie interne des cuisses en nous entourant de toutes les précautions antiseptiques.

Après avoir légèrement disséqué la peau, nous avons réséqué une portion d'aponévrose et sectionné une partie des muscles adducteurs. La section était perpendiculaire à la direction des fibres musculaires et faite avec des ciseaux coupant mal, de façon à produire une plaie contuse. La peau recousue, un pansement au collodion iodoformé fut appliqué. Rien à signaler après l'opération. L'apyrexie fut complète. Après quinze jours à deux mois, les lapins ont été sacrifiés.

Le membre sur lequel on avait opéré a été enlevé, fixé par le liquide de Flemming, durci à l'alcool monté au collodion ou, à la paraffine, débité en corps minces et coloré au picro-carmin et à l'hématoxyline.

Les points du muscle sur lesquels avait porté le traumatisme n'ont jamais présenté, à l'examen microscopique, de formations qui puissent rappeler, même de loin, l'ostéome. Ces lésions consistaient uniquement en un amas plus ou moins considérable de cellules blanches, ou en infiltration de ces mêmes éléments parmi les fibres musculaires et autour des vaisseaux.

Les fibres musculaires présentaient çà et là une augmentation du nombre des noyaux, mais aucune trace de dégénérescence.

Le périartère était environné d'éléments embryonnaires dans des proportions variables.

De ce qui précède, nous pouvons simplement conclure qu'un traumatisme musculaire n'entraîne pas nécessairement la formation d'un ostéome dans le tissu de cicatrice.

RÔLE DE LA RUPTURE MUSCULAIRE (Seydeler). — Si quelquefois la rupture musculaire précède l'ostéome, quelquefois elle manque, car la symptomatologie de cet accident est trop franche pour qu'il puisse passer inaperçu. La rupture n'est donc pas nécessaire à la production de l'ostéome. C'est une lésion de complication quand elle existe.

Delorme croit à la formation des ostéomes par HYPER-

PLASIE DE LA COUCHE OSTÉOGÉNIQUE DU PÉRIOSTE AVOISINANT. Il montre des tumeurs osseuses qui, au lieu de s'implanter aux points d'insertion des tendons ou des ligaments, offrent au contraire une base d'implantation assez large et en rapport avec une portion plus ou moins considérable de la diaphyse ; souvent aussi les ostéomes ainsi implantés sont séparés des muscles du voisinage par une coque fibreuse qui semble montrer leur indépendance du système musculaire.

Mais Michaux, Tuffier, Schwartz, considèrent le premier malade présenté par Delorme comme atteint d'une simple exostose ostéogénique. Au reste, cette pathogénie ne suffirait pas. Il y a, en effet, bien sûrement, des ostéomes sans connexion osseuse, comme il y en a aussi qui sont nés dans le muscle et se sont soudés à l'os normal.

RÔLE DE L'ARRACHEMENT OSTÉO-PÉRIOSTIQUE. — Pour expliquer la formation de ces ostéomes isolés, Berger admet qu'il se produit l'arrachement d'une parcelle osseuse. Orlow croit à l'arrachement d'un segment périostique qui continue à former de l'os.

M. Sieur défend aussi la théorie Orlow-Berger, parce qu'il a vu avec M. Berthier, dans un ostéome jeune, intra-musculaire, des travées cartilagineuses dont l'existence, au sein de l'ostéome, ne peut s'expliquer autrement que par arrachement du périoste.

Voici comment Sieur et Berthier ont cherché à vérifier expérimentalement cette opinion :

Par une incision convenablement pratiquée à la face interne de la cuisse, ayant mis à nu les insertions des adducteurs sur le fémur, on choisit un point du périoste qui donne attache aux fibres musculaires. Un lambeau périostique fut délimité et détaché en respectant la substance osseuse sous-jacente. Les fibres musculaires se rétractèrent, entraînant avec elles le lambeau du périoste ; et, afin que la greffe pénétrât bien dans le muscle, quelques décharges furent appliquées sur la région après que l'incision fut suturée et oblitérée par un pansement antiseptique.

Six lapins ont été successivement soumis à cette expérimentation et sacrifiés après un délai variable : six jours, neuf jours, treize jours et quatre mois. Comme toutes les précautions antiseptiques avaient été prises au moment de l'opération, chez aucun d'eux il ne s'est produit de suppuration.

Après durcissement des blocs musculaires contenant les productions osseuses, des coupes colorées au carmin aluné ont permis de faire les constatations suivantes:

Chez les lapins sacrifiés dans les quinze premiers jours après l'opération, la masse néoformée est lardée d'une lame fibreuse périostée ; elle présente deux zones de structure différente. La plus grande partie est constituée par du tissu cartilagineux. La zone périphérique en contact avec la lame fibreuse est formée par une lame osseuse sillonnée de lacunes, larges canaux vasculaires à la surface desquels on distingue des cellules endothéliales. Dans cette zone, les éléments cellulaires ont l'aspect de cellules osseuses fœtales.

Aucune limite n'existe entre les deux zones osseuse et cartilagineuse, cette dernière étant pénétrée par des prolongements osseux autour desquels s'observe d'une façon évidente la transformation du cartilage en os.

L'ostéome expérimental datant de quatre mois est constitué, contrairement au précédent, par de l'os compact analogue à la substance de la couche corticale de la diaphyse des os longs et contenant des canaux de Havers étroits.

Il est entouré d'une mince couche périostée sur laquelle viennent s'insérer presque à angle droit les fibres musculaires. Entre les deux formes d'ostéomes spongieux et durs, il n'existe donc qu'une différence d'âge, et tous reconnaissent pour origine un lambeau de périoste arraché et irrité.

(*Bulletins de la Soc. de chirurgie*, 1894, p. 552.)

Quoi de plus séduisant, ajoute M. le professeur Delorme, que cette genèse des ostéomes des cavaliers par cette séparation périostée, périostéo-tendineuse ou apophysaire !

Reste à savoir si elle est exacte. Pour en donner la démonstration, M. Delorme institua avec M. Marcus des expériences qui fournirent les conclusions suivantes :

1° Les tractions les plus énergiques faites avec les deux mains sur les tendons des adducteurs bien mis à nu et saisis transversalement avec une pince, près de leurs points d'insertions, ne déterminent aucune séparation périostée ou osseuse. Or ces tractions sont déjà supérieures à celles que pourrait exercer le muscle sur ses attaches.

2° *a*) Sur le cadavre d'un adulte, des tractions axiles de 130, 150 kilogrammes, mesurées au dynamomètre et exercées sur le tendon supérieur du moyen adducteur, très près de ses attaches, entraînent la déchirure des fibres tendineuses saisies, mais elles ne peuvent détacher l'épine pubienne ni même son périoste ;

b) Une traction de 140 kilogrammes ne peut séparer l'insertion périostée du tendon inférieur du moyen adducteur, débarrassé cependant des fibres épaisses de renforcement de la cloison intermusculaire interne et saisi tout près de ses attaches. Cette traction amène seulement la rupture des fibres tenues par les pinces ;

c) Sur les fibres d'insertion inférieure, si minces du petit adducteur, une traction de 75 kilogrammes amène l'effilochement de ces fibres tendineuses, sans amener l'arrachement ou même le soulèvement du périoste ;

d) Sur le tendon inférieur du grand adducteur, complètement isolé des attaches de renforcement puissantes de la cloison intermusculaire interne, des tractions de 105, 130 kilogrammes restent sans effet. Ce n'est qu'à la troisième reprise, sous une traction de 130 kilogrammes, qu'une petite séparation ostéo-osseuse peut se faire, mais alors l'expérience n'est plus démonstrative ; car le tendon effiloché et réduit alors à un très court moignon avait dû être fortement tordu sur lui-même pour pouvoir être saisi par les pinces et la corde de traction ;

e) Le tendon opposé du même muscle, saisi à 0,10 au-dessus de ses insertions et étiré avec une force de 110 kilogrammes, ne se sépare pas. Saisi à 0,04 centimètres, il n'entraîne ni lambeau ni décollement périostique, malgré des tractions successives de 110, 120, 130 kilos, et ce n'est qu'à la cinquième expérience que ce tendon effiloché, saisi au ras de l'os et tordu sur lui-même plusieurs fois, entraîne, sous une traction de 110 kilos, un lambeau périostéo-osseux. Encore ici l'expérience n'était plus démonstrative ;

f) Dans une expérience, j'ai cherché, par un vigoureux coup de marteau, à diminuer la résistance du périoste au niveau des attaches tendineuses du moyen adducteur mises à nu. Celui-ci n'a pas cédé, malgré une traction de 120 kilos. Je m'en suis tenu à cette seule expérience, après avoir réfléchi qu'un traumatisme direct, capable de diminuer la solidité des connexions périostées, doit d'abord dissocier, détruire les fibres musculaires au point frappé, par conséquent rendre impossible le décollement et la séparation du lambeau périostique qui nécessite un effort musculaire excessif, partant l'intégrité absolue des fibres.

(Bulletins de la Soc. de chirurgie, 1894, p. 553.)

Il résulte de ce qui précède que le mécanisme de la production des ostéomes reste obscur, difficile à préciser.

Rôle de l'hématome (Seydeler, Charvot, Demmler, Ramonet).

Dans le cas de Ramonet, on trouva, en opérant, une membrane adventice, entourant un épanchement liquide séreux, un caillot sanguin et trois tumeurs osseuses distinctes disséminées dans les fibres du moyen adducteur, dans son tendon et dans sa gaine. Ramonet a supris l'hématome dans son évolution. Au reste, dès 1881, Charvot (Congrès français de chirurgie, Paris 1892) avait émis l'opinion que les hématomes formés d'abord de fibrine concrétée pouvaient se transformer en tissu cartilagineux et même osseux. Boppe, en avril 1891, (*Arch. méd. mil.*, tome XIX) a fourni une preuve de cette évolution. Pelletan (*Clinique chirurgicale*, tome II, p. 231) écrit : « Lorsque les épanchements de sang avaient lieu dans un tissu cellulaire lâche et abondant, communiquant librement avec une autre région dont le tissu cellulaire avait une disposition semblable, nous avons vu la sérosité du sang épanché se porter dans ce tissu cellulaire éloigné, y déterminer une large œdématie, même accompagnée de taches jaunes, tandis que nous avons trouvé dans le lieu de l'épanchement le sang en caillots solides, adhérents déjà aux parois du tissu cellulaire. »

S. Laugier (Art. *Contusion* in *Dict. de médecine pratique*, tome IX, p. 517) : « D'autres fois, la partie liquide du sang est entièrement résorbée, il reste une tumeur fibrineuse, d'une consistance de plus en plus ferme, et qui acquiert une dureté cartilagineuse et même osseuse. »

La vérité pathogénique paraît être là.

L'hématome peut se transformer en ostéome. Comment, par quelle voie se fait l'apport de l'élément osseux ? par contiguité ? étant donné la connexion des fibres des tendons avec le périoste. Peut-être. C'est du moins l'hypothèse de Demmler.

Mais peu importe ; le fait de la transformation de l'hématome en ostéome est exact.

Nous admettons, avec Reclus et Lalesque, que des frottements répétés peuvent produire l'ostéome, parce que des frottements répétés peuvent produire l'hématome par rupture vasculaire.

Nous admettons, avec Seydeler, la rupture musculaire comme cause d'ostéome, parce qu'elle produit la rupture vasculaire. Mais on peut avoir la seconde lésion sans la première, ce sera donc une complication ; sa coexistence ou son absence ne nous étonnera pas. En prenant comme terme de début la rupture vasculaire, la symptomatologie devient compréhensible. La douleur peut être ou n'être pas. La rupture des veines surtout est sujette à ces variations symptomatiques : douleur violente, aiguë, ou parfois comme un engourdissement (obs. de Legouest, *Trait. de chir.* Duplay et Reclus, t. II, p. 194). Elle peut même manquer (obs. de Gosselin, *ibid.*).

On explique aussi le gonflement, l'ecchymose et la tuméfaction qu'on a notés dans quelques cas d'ostéome. Cette phénoménalité en effet est loin de se produire toujours.

Sands (*Arch. de méd. de New-York*, 1884) rapporte le cas d'*Else* dans lequel un jeune homme de vingt-cinq ans, soulevant un poids très lourd, ressentit une douleur vive dans la jambe : il se produisit un épanchement sanguin qui fut pris pour un anévrysme : le membre fut amputé (*Trait. chir.*, t. II, p. 193).

Si la rupture vasculaire se fait indolente et si, dans la suite, l'ostéome se couvre d'aspérités, la douleur se manifestera à l'occasion d'un mouvement brusque. Elle sera vive comme s'il s'agissait d'une rupture musculaire, et le lendemain le chirurgien constatera la présence de la tumeur. Cette hypothèse permet de comprendre les observations de Lalesque et de Thiriar, par exemple, où l'ossification se montra le lendemain du traumatisme.

On comprend aussi le cas de Billroth, où la lésion vasculaire a pu passer inaperçue. Rien d'étonnant si cet ostéome, lisse ou à l'abri des chocs, est resté ignoré jusqu'à l'autopsie.

Delorme fait remarquer que l'on ne constate pas toujours antérieurement à l'ostéome un traumatisme brutal susceptible de déterminer un épanchement sanguin.

Sans aucun doute, mais la rupture d'un vaisseau suffit pour produire l'hématome, et nous venons de voir qu'elle peut se faire sans douleur.

Pourquoi aussi, se demande Sieur, les muscles deltoïde brachial antérieur et adducteurs de la cuisse possèdent-ils presque seuls la propriété de transformer leurs hématomes en ostéomes ?

Ce sont les muscles d'élection, ceux où les contusions sont le plus fréquentes et le plus souvent répétées. Le fantassin appuie son fusil sur le deltoïde et le cavalier serre son cheval avec ses adducteurs. Il se produit aux points contus une irritation incessante du bloc sanguin épanché. Cette irritation n'est-elle pour rien dans la formation de l'ostéome ?

Et d'ailleurs l'ostéome musculaire peut se former dans tous les muscles. La lecture des observations ne laisse pas de doute à ce sujet.

IV. — Conclusions

Étant donné toutes ces considérations, voici, à notre sens, comment il convient de s'expliquer la formation d'une tumeur osseuse dans le sein d'un appareil musculaire. Sous l'effet d'une contusion plus ou moins violente, succédant à des chocs plus ou moins forts, plus ou moins répétés, une des premières conséquences dont le terme ultime serait l'ostéome résiderait en une rupture vasculaire portant le plus souvent sur des capillaires, plus rarement sur des vaisseaux plus volumineux.

Il nous paraît, en effet, que le dépouillement des observations, au point de vue des commémoratifs, autorise cette façon de voir.

La rupture vasculaire entraîne de toute nécessité un épanchement sanguin plus ou moins volumineux, plus ou moins diffus, et qui, pour le cas actuel, serait pour ainsi dire encapsulé. Tandis que, dans beaucoup de cas, l'hématome s'organise pour ainsi dans le sens fibreux, absolument à la façon d'un caillot embolique ou thrombosique, dans les cas où l'ostéome doit s'ensuivre il y aurait néoformation de tissu osseux. Pourquoi ? C'est un mécanisme qui nous échappe et à propos duquel nous ne pourrions que répéter des hypothèses plus ou moins plausibles. Quoi qu'il en soit, la clinique nous montre que, toutes les fois qu'il y a eu ostéome, il s'est d'abord produit contusion et épanchement sanguin.

Nous sommes donc en droit de conclure dans le sens que nous venons de dire avec autant de raison que les autres auteurs qui ont admis d'autres étiologies.

Pour formule, nous réduisons à trois termes la pathogénie de l'ostéome vasculaire:

1° Rupture vasculaire;

2° Hématome;

3° Ostéome.

III

ANATOMIE PATHOLOGIQUE

EXAMEN MACROSCOPIQUE.— a) *Tissus voisins*. — Sans tenir compte des manifestations que nous avons appelées complicatives, nous pouvons dire que la peau est saine, de coloration normale et parfaitement mobile sur les tissus sous-jacents. Elle ne présente aucune espèce d'altération pathologique. Comme le tissu cellulaire sous-cutané, elle est indépendante de ce processus ossifiant.

Les dégâts ne se produisent que dans le muscle ou sur sa gaîne. Les fibres musculaires tendineuses et aponévrotiques semblent enchâtonner la tumeur osseuse, tant leur rapport avec cette dernière est parfois intime. La gaîne s'épaissit, prend l'aspect du tissu cartilagineux, se recouvre à sa face profonde d'incrustations osseuses. Le muscle subit les mêmes altérations de contact, et parfois même le tendon n'est pas épargné. Sur sa gaîne se déposent des îlots de consistance osseuse, indépendants les uns des autres et d'une adhérence telle que la curette tranchante seule peut les enlever. Nous avons pris ces renseignements dans la très complète observation de Ramonet. Après ces ablations, il est naturel de constater une hémorragie en nappe, aussi ne croyons-nous pas devoir l'attribuer à une congestion périphérique. Généralement ces néoformations osseuses sont indépendantes des os voisins; en tout cas, si la tumeur d'apparence conique adhère par sa base assez intimement au pubis, c'est par une languette qui est loin d'avoir la même consistance osseuse et qui, de la sorte, permet la luxation de la masse ainsi pédiculisée.

b) *État de la tumeur.* — Nous n'avons pas parlé dans les lignes précédentes de la membrane adventice, mince, transparente, qui entoure la tumeur, parce qu'elle fait corps avec elle. Elle laisse apercevoir, dit Ramonet, comme à travers une fine gaze les tissus sous-jacents. Dans cette cavité que le bistouri a rendu béante peut se trouver un liquide séreux, citrin, qui noie un minuscule caillot mou, rouge foncé, fait de globules sanguins et de fibrine. Puis, çà et là, des néoformations osseuses. La tumeur n'était pas sans doute arrivée à son développement complet, et ce n'est pas ainsi qu'on la voit le plus souvent. Nous avons du reste insisté sur sa morphologie et nous ne croyons pas avoir besoin d'y revenir. Il nous suffira de dire que sa consistance est généralement dure, sa surface couverte d'aspérités : son volume, quoique très variable, est moyennement celui d'un œuf de pigeon. Tout dépend, croyons-nous, du moment où on l'étudie.

EXAMEN MICROSCOPIQUE. — a) *Tissus voisins.* — Les auteurs qui se sont livrés à l'étude histologique des ostéomes ont peu porté leur attention sur les tissus adjacents à la tumeur, et leurs observations sont muettes à cet égard. Toutefois nous possédons un examen qui nous donne quelques renseignements sur l'état des tissus périphériques. Il s'agit d'un ostéome opéré par M. le médecin-major Tricot à l'hôpital de Mascara, et étudié par M. le médecin aide-major Gasser. Dans ce cas, l'ostéome avait une longueur de 10 centimètres sur une largeur moyenne de 1 centimètre ; son grand axe était dirigé selon l'axe du membre, et il était terminé en fuseau à l'une de ses extrémités ; l'autre était distante d'environ 10 centimètres du point d'insertion du moyen adducteur. Il était presque complètement entouré d'une cou-

3

che fibreuse qui le séparait du muscle ; les fibres musculaires,
dont quelques-unes étaient encore adhérentes à la tumeur,
présentaient tantôt les caractères de la myosite hyperplasique,
avec augmentation du nombre des noyaux, allongement en
fuseau d'un certain nombre de cellules.; tantôt les caractères
de la tuméfaction trouble (opacité des faisceaux, présence de
nombreuses granulations dans leur intérieur) et même de la
dégénérescence vitreuse. Le tissu conjonctif semblait, en
certains points, plus abondant qu'à l'état normal, mais cette
disposition se voyait surtout aux abords de la coque fibreuse
dont il a été parlé. En résumé, il existe des cas dans lesquels
on observe, concurremment avec l'ostéome, les phénomènes
histologiques de l'inflammation musculaire. Le cas de Gasser
ne s'accompagnait pas de purulence.

  b) *État de la tumeur*. — Dès les premières études que sus-
cita l'ostéome musculaire, on en reconnut la nature osseuse ;
le terme de myosite ossifiante, qui est encore employé pour
désigner cette espèce de néoformation, nous indique que les
auteurs ont formellement pensé à la transformation d'éléments
préexistants en tissu osseux. Aussi s'est-on généralement
contenté de dire que la tumeur examinée était constituée par
de l'os. Dans plusieurs examens, assez récents, on a cherché
à fournir des notions plus détaillées et plus complètes. C'est
ainsi que M. le professeur Laveran (obs. de Demmler) dit que
« sur beaucoup de points on ne distingue que des tractus d'apparence fibreuse qui s'entre-croisent dans tous les sens. Au
milieu des faisceaux fibreux se trouvent des cellules plasmatiques qui rappellent quelquefois l'aspect des ostéoblastes ; çà et
là des orifices, qui paraissent correspondre à des vaisseaux
sanguins.

  » Sur quelques points, la tumeur présente une structure
osseuse beaucoup plus évidente ; on distingue des orifices
vasculaires représentant les canalicules de Havers, et, tout

autour, des cellules ramifiées, disposées plus ou moins régulièrement et répondant exactement à la description des ostéoblastes ; la substance intermédiaire est amorphe, avec des
stries parallèles comme dans la substance dure des os.

» Les îlots de cette substance osseuse vraie sont comme
noyés au milieu de la masse fibreuse. »

L'examen du professeur Coyne (obs. de Ferron) est particulièrement intéressant en ce sens que l'on peut y suivre le développement du tissu osseux. Dans ce cas, il s'agissait d'un
ostéome composé de deux parties : une portion périphérique,
dure, compacte, recouvrant comme d'une coque une portion
centrale, molle dans son tiers supérieur, dure, osseuse dans
ses deux tiers inférieurs. La portion molle était constituée par
du tissu conjonctif avec des dépôts de cellules embryonnaires
disposés entre quelques-unes de ses travées. Les deux tiers
inférieurs de la portion centrale étaient constitués par des
fibres musculaires dégénérées, avec prolifération notable du
tissu conjonctif interstitiel ; du tissu conjonctif, analogue à
celui qui constituait le tiers supérieur, entourait ce noyau
musculaire dégénéré et se mettait en relation avec la coque
extérieure par des travées à direction centrifuge, dont la partie
centrale, aboutissant au tissu conjonctif, était formée de tissu
cartilagineux, et dont la partie périphérique était du tissu
osseux. Enfin, la coque extérieure était de tissu osseux bien
net, dont les travées, à ostéoblastes évidents, circonscrivaient
des espaces irréguliers remplis de tissu conjonctif embryon-
naire avec vaisseaux très dilatés. En résumé, le tissu osseux
provenait ici d'une inflammation probable du tissu musculaire ; le tissu conjonctif néoformé avait donné lieu, dans la
suite, à du tissu cartilagineux, puis à du tissu osseux.

L'examen (inédit) de M. Gasser, dont nous avons pu étudier les préparations, fait voir, outre les lésions secondaires
dont nous avons déjà parlé, les détails suivants : la tumeur

était composée de bandes de tissu très irrégulières, se propageant dans toutes les directions, largement découpées sur leurs bords ; ce tissu était parcouru par de fines stries sensiblement parallèles aux bords, donnant l'image que fournissent les lamelles osseuses.

Çà et là dans l'intérieur, assez irrégulièrement disposés, se voyaient des orifices à section régulièrement ronde ou ovalaire pour la plupart, parfois irrégulièrement découpés, d'un diamètre moyen de 30 à 40 μ. A un grossissement suffisant, on pouvait constater qu'ils étaient pourvus d'un revêtement pavimenteux et qu'ils contenaient des globules sanguins. En somme, ils présentaient l'apparence habituelle des canaux de Havers.

Entre les canaux de Havers et la périphérie, dans les bandes de tissu sus-mentionnées, étaient disposés, d'une façon assez nettement concentrique aux orifices ou parallèlement aux bords, de petits corpuscules que l'on pouvait étudier surtout dans les coupes colorées au carmin aluné. Allongés et quelque peu irréguliers, de 5 à 7 μ de longueur, ils étaient contenus dans une cavité environ deux fois plus grande qu'eux, creusée dans la substance même, sans revêtement apparent ; en un mot, on avait sous les yeux de véritables corpuscules osseux, de véritables ostéoblastes.

Les lacunes laissées libres à l'intérieur de la tumeur par les découpures et les anfractuosités du tissu osseux sont remplies par un tissu assez lâche dans lequel on rencontre tous les éléments de la moelle osseuse : vaisseaux capillaires, médullocelles, myéloplaxes (peu abondants toutefois), cellules adipeuses en grande quantité. Parfois la structure de cette moelle est simplement constituée par ses tractus fibro-conjonctifs contenant de nombreuses cellules lymphatiques. On trouve aussi en notable proportion des amas sanguins régulièrement arrondis, de 150 à 200 μ de diamètre, constitués par des glo-

bules rouges bien conservés et par quelques globules blancs
(en proportion analogue à celle du sang normal). Ils sont limi-
tés par un simple anneau conjonctif revêtu d'un épithélium
pavimenteux à gros noyau. Ces amas sont disséminés dans la
tumeur par groupes de 3 ou 4 et simulent à première vue des
productions angiomateuses analogues à celles que l'on rencontre parfois dans la glande hépatique.

La périphérie de la tumeur est revêtue d'une mince couche
fibreuse qui, sur certaines coupes colorées au picro-carmin,
semble envoyer vers l'intérieur quelques fibres arciformes.
Mais ce tissu périphérique ne rappelle que de loin la structure
si bien définie du périoste.

Enfin, les espaces lacunaires qui renferment la moelle s'ou-
vrent au dehors, et l'on peut voir que certains renferment un
capillaire, vaisseau d'alimentation, probablement revêtu d'un
fin soutènement fibro-conjonctif.

Il semble, dans ce cas, que l'hématome ait donné naissance
à du tissu conjonctif, qui, à son tour, aurait été le point de dé-
part de l'ostéogénèse.

En résumé, il résulte des divers examens histologiques,
que l'on rencontre du véritable tissu osseux dans les ostéomes
musculaires. Ce tissu osseux n'a pourtant pas la disposition
si régulière, si architecturale du tissu normal. On en reconnaît
cependant les éléments essentiels : substance fondamentale
striée, moelle osseuse, canaux de Havers.

IV

TRAITEMENT

I. — Traitement prophyllactique

MÉDICAL. — Il n'y a pas, croyons-nous, de moyens médi-
caux capables d'enrayer la transformation de l'hématome en
ostéome. Si le repos, les émissions sanguines, les douches, le
massage, l'électricité, la compression élastique, atténuent la
douleur, elles ne peuvent rien contre la tumeur hématique. La
preuve en est cliniquement faite.

CHIRURGICAL. — Pourquoi ne pas vider cet hématome gé-
nérateur par une aspiration aseptique? Ramonet conseille
cette méthode dans son excellent travail (*Archives de méd.
milit.*, 1893). Le résultat paraît devoir être sûr, à moins que
l'hématome ne soit déjà constitué en partie de sérum et de
caillot.

Après avoir fait soigneusement la toilette de la région au
savon et à l'alcool, on choisira le point le plus fluctuant et le
plus déclive pour y enfoncer une aiguille n° 2 de l'aspirateur
Dieulafoy. On videra ainsi le sérum.

Après cette ponction inoffensive, nous ne croyons pas devoir
recommander un lavage antiseptique, tout au moins avec les
solutions désinfectantes habituellement employées (phénol,
sublimé), parce qu'elles coagulent le sérum.

Aussi fera-t-on peut-être mieux de s'abstenir de cette intervention : l'antisepsie de la région et des instruments doit
suffire. Il sera pourtant très utile de faire de la compression
élastique après cette ponction pour empêcher le retour de
l'hémorragie et faire résorber le résidu de la tumeur.

II. — **Traitement curatif**

MÉDICAL. — L'immobilité, la position élevée du membre,
les résolutifs ne peuvent encore rien.

CHIRURGICAL. — Si un caillot est formé, nul doute que la
ponction prophyllactique soit insuffisante. Le sérum seul sera
enlevé, et le caillot est « l'agent actif de l'ossification. » Il
faudra, dans ce cas, recourir à l'ablation précoce.

En février 1892, Schmitt, dans les *Archives de médecine
militaire*, divisait les ostéomes en quatre groupes :

1° Ostéome non douloureux ne supprimant pas la capacité
du travail ;

2° Ostéome douloureux supprimant la capacité du travail ;

3° Ostéome non douloureux supprimant la capacité du travail ;

4° Ostéome douloureux ne supprimant pas la capacité du
travail.

Il gardait pour les trois derniers seulement les rigueurs du
bistouri.

Berger limite encore les indications de l'ablation sanglante
en disant qu'elle ne semble justifiée que si la tumeur constitue
un véritable obstacle aux fonctions du membre.

Qu'on nous permette de ne pas nous ranger à cette opinion.

Un ostéome, aujourd'hui indolent, sera demain peut-être

très douloureux s'il est soumis à une palpation un peu violente ou si le malade, confiant dans sa guérison, reprend ses exercices ou son travail.

Supposons même que l'ostéome reste indolore aussi longtemps qu'on le surveille, comme c'est le cas pour les malades de Lalesque et de Berger. Cette indolence n'aura-t-elle jamais de lendemain plus pénible ? Il nous est permis d'en douter. Des arêtes osseuses peuvent se former rapidement, le muscle sera contus au moindre effort, l'ostéome aura changé son masque symptomatique et fonctionnel, la tumeur deviendra opérable dans de plus mauvaises conditions qu'au début. Elle aura peut-être contracté des adhérences avec le pubis, les dégâts opératoires seront plus graves, le résultat fonctionnel moins bon.

Aussi pas d'atermoiement, pas d'hésitation ! L'aspirateur à la main, puis le bistouri, si la ponction est insuffisante. On fera une large incision parallèle au grand axe de la tumeur, qui est elle-même parallèle à la direction des vaisseaux, sauf dans le cas de Berger ; on évitera ainsi la rétraction des lèvres de la plaie, et on assurera une réunion immédiate. Puis on pourra vider la poche du sérum et du caillot qu'elle contient, soit avec la curette, ou suivant le cas avec un simple tampon de ouate bien aseptisée. Le chirurgien se basera sur la consistance de ce produit néoformé.

Mais peut-être des travées osseuses se seront créées et souderont l'ostéome à l'os normal ; il faudra faire dans ce cas une véritable ostéotomie au marteau et au ciseau de Macewen. L'opération, toutefois, n'en sera pas beaucoup plus aggravée, si elle est aseptiquement et antiseptiquement faite.

Restera alors l'extirpation de la poche et la suture dans laquelle on prendra la peau et la gaîne du muscle pour empêcher une hernie de se produire.

III. — **Traitement consécutif**

Il sera prudent, après cette opération curative, de prévenir l'hémorragie, et, par suite, une nouvelle reproduction osseuse ; la compression élastique semble de toutes façons indiquée.

Conclusions

Au résumé, le chirurgien devra tenir grand compte de l'âge de la tumeur.

La ponction, au début, peut suffire ; plus tard, c'est à l'ablation qu'il faut recourir.

Après ces deux opérations, la compression élastique de la région doit être faite.

OBSERVATIONS

Il serait long et inutile, croyons-nous, de donner d'un trait la série des observations d'ostéome musculaire. Nous ne voulons point faire ici œuvre de statisticien.

Il nous paraît préférable de faire passer simplement sous les yeux du lecteur quelques-unes d'entre elles des plus récentes et des plus typiques.

Deux cas d'ostéome musculaire. — Opération. — Guérison

(BOPPE, médecin principal de 2ᵉ classe, *Arch. de méd. et de ph. mil.,* 1892.)

OBSERVATION I. — Le nommé B..., cavalier au 1ᵉʳ régiment de chasseurs, exerçait avant son incorporation la profession de tanneur. Il n'a jamais, avant son entrée au service, fait de chute ni reçu de coup sur la partie supérieure de la cuisse. Il ne se rappelle pas avoir eu d'autre maladie que des palpitations de cœur, à l'âge de dix-sept ans, qui disparurent après un traitement de quinze jours à l'hôpital Tenon.

Trois semaines après son arrivée au régiment, il perçut, en sautant à cheval, un craquement dans la région supérieure et interne de la cuisse droite, et ressentit en cet endroit une vive douleur, qui, du reste, se dissipa rapidement, puisqu'il ne discontinua pas son service. Ce n'est que huit jours après qu'il s'aperçut que sa cuisse augmentait de volume, devenait douloureuse au moindre mouvement et prenait une teinte noirâtre. On le fit entrer à l'infirmerie. L'ecchymose et le gonflement diminuèrent peu à peu, et, au bout d'une semaine, il essaya de reprendre son service, bien qu'il conservât, au point primitivement atteint, une grosseur du volume d'un œuf. Mais, malgré toute sa bonne volonté, il ne put se tenir à cheval. On l'exempta de service à plusieurs reprises, et enfin il fut envoyé à l'hôpital le 15 janvier 1891, où nous le trouvons dans l'état suivant, six semaines après l'accident.

Au niveau de l'insertion du moyen adducteur et comme faisant corps avec le tendon de ce muscle, existe une tumeur ovoïde de consistance osseuse paraissant adhérer au pubis par sa partie supérieure, tandis que l'inférieur présente une certaine mobilité. Son diamètre vertical mesure 6 centimètres et l'horizontal 3. Elle n'est douloureuse que quand on la comprime assez fortement. Les mouvements du membre sont peu gênés et la marche est facile. Pour reconnaître exactement la nature de cette tumeur, j'y enfonce une aiguille qui vient buter contre une surface osseuse. Il s'agit donc bien d'un ostéome.

Connaissant le peu de succès des divers traitements qui ont été employés dans les cas analogues et le peu de gravité de l'ablation, je lui proposai d'enlever sa tumeur. Il y consentit, et, quatre jours après son entrée, en présence de mes collègues de la garnison, je pratiquai l'opération. Les précautions antiseptiques habituelles ayant été prises, et le malade endormi, je fis une incision de 8 centimètres environ le long du tendon du moyen adducteur à partir du pubis. Je reconnus que l'ostéome était comme serti dans le tendon, et que de sa surface irrégulière et rugueuse se détachait des prolongements en forme de stalactites qui étaient aussi incrustés dans la substance tendineuse et musculaire. Il eût été facile d'enlever toute cette masse osseuse en sectionnant le tendon au-dessus et au-dessous d'elle ; mais, ne voulant pas priver le malade de l'usage de son muscle, je séparai, avec la rugine, le plus minutieusement possible, l'ostéome de ses adhérences. Il n'était pas soudé au pubis, mais présentait une particularité curieuse : il était composé de deux parties réunies par une sorte d'articulation formée d'un ligament résistant, qui permettait au fragment inférieur d'exécuter quelques mouvements, ce qui expliquait la mobilité perçue à ce niveau avant l'opération.

La plaie, bien nettoyée, fut suturée au crin de Florence, sans faire de drainage, et recouverte de gaze iodoformée. Dix jours après, quand le pansement fût levé, la réunion était parfaite.

B... partit en congé de convalescence d'un mois. À son retour, je l'examinai : la cicatrice linéaire ne mesurait plus que 5 centimètres ; elle n'était pas adhérente au tendon et il n'existait ni gêne ni douleur. Il a repris son service et monte à cheval comme ses camarades.

Examen de la tumeur. — En rassemblant les divers fragments qui-

composaient l'ostéome, on voit qu'il est formé de deux parties, une supérieure, irrégulièrement rectangulaire, de 2 centimètres de côté, épaisse de 4 millimètres, qui présente quatre prolongements, deux supérieurs et deux postérieurs. La portion inférieure est triangulaire, elle est réunie à la précédente par un trousseau fibreux analogue à un ligament articulaire. La surface de ces productions osseuses offre de nombreuses aspérités ; on y remarque plusieurs trous par lesquels pénétraient les vaisseaux nourriciers. Une parcelle examinée au microscope montra tous les caractères d'un os spongieux.

OBSERVATION II. — F:..., jeune soldat au 1er régiment de chasseurs, était, avant son entrée au service, tailleur de pierres. Il n'a jamais été malade, ne se rappelle pas avoir reçu de coup sur le bras ni éprouvé la moindre gêne dans les mouvements du coude. Depuis son arrivée au corps, il n'a été indisponible que quatre jours à la suite d'une piqûre du doigt indicateur droit. Le 8 mars 1891, à la voltige, il tomba de cheval sur la paume de la main, le bras étendu, et ressentit une vive douleur au coude. Une ecchymose et un gonflement considérable se manifestèrent depuis le milieu du bras jusqu'au poignet. Transporté à l'infirmerie, on ne constata ni fracture ni luxation. La contusion fut traitée par des applications résolutives, puis par la teinture d'iode.

Au bout de dix jours, la tuméfaction disparut, sauf au pli du coude, où l'on percevait une masse dure, du volume d'un petit œuf. Cette grosseur diminua légèrement en même temps que sa consistance augmentait.

Tous les moyens de traitement : révulsifs, compression, massage, etc., furent inefficaces, et F... fut envoyé à l'hôpital, où nous constatâmes les lésions suivantes : Au pli du coude, sur la partie antéro-interne du V bicipital, on trouve une tumeur dure, ovoïde, mesurant environ 4 centimètres de long sur 2 1/2 de large, recouverte par la partie inférieure du brachial antérieur avec lequel elle semble faire corps.

Si l'on cherche à apprécier sa consistance au moyen d'une aiguille, on reconnaît que celle-ci vient se heurter contre une masse osseuse.

Les mouvements de flexion de l'avant-bras sur le bras ne peuvent dépasser l'angle droit. Il n'existe pas de douleur, sauf quand on exagère la flexion ou que l'on comprime la tumeur.

Le malade, craignant de ne pouvoir continuer sa profession, demande à être débarrassé de son affection.

Le 17 avril, en présence de M. le médecin-inspecteur Dauvé, qui avait bien voulu nous aider de ses conseils, et de nos collègues de la garnison, nous procédâmes à l'opération.

Le malade étant endormi, la bande d'Esmarch appliquée, je fis une incision de 6 centimètres à un travers de doigt en dehors du milieu du pli du coude. La veine céphalique fut coupée entre deux ligatures au catgut et le muscle brachial antérieur divisé. A sa partie profonde, se trouvait l'ostéome qui reposait sur l'apophyse coronoïde sans y adhérer. En essayant de saisir la tumeur avec une pince, elle s'écrasa, et je fus obligé de l'enlever par petits fragments. Après avoir débarrassé le mieux possible la plaie des parcelles osseuses incrustées au milieu des fibres musculaires, je la suturai au crin de Florence sans faire de drainage, et le tout fut recouvert abondamment de poudre d'iodoforme.

Le huitième jour, la réunion était complète, mais le malade, auquel on avait enlevé la gouttière qui immobilisait son membre, se livra à des mouvements qui rompirent en partie la cicatrice, ce qui retarda de quinze jours la guérison. Au moment de sa sortie, F... plie aussi facilement le bras opéré que l'autre, et n'éprouve ni gêne, ni douleur au pli du coude où l'on ne perçoit aucune saillie anormale.

Examen de la tumeur. — Le grand nombre de fragments n'a pas permis de reconstituer exactement la forme de l'ostéome, qui semble être celle d'une grosse amande. Examiné au microscope, on constate qu'il est formé par des corpuscules osseux et par de nombreuses cellules à noyaux volumineux.

Un cas d'ostéome du droit antérieur de la cuisse

(A. Demmler, médecin principal de 2ᵉ classe, *Arch. de méd. et de ph. mil.*, 1892.)

Observation. — X..., arabe, de vingt ans environ, portefaix au marché de Biskra, entré à l'hôpital pour une tumeur siégeant dans la partie antérieure du muscle triceps de la cuisse, à 9 centimètres environ de la rotule. Il raconte qu'il y a plus d'un an, un sac d'orge qu'il voulait charger sur ses épaules est tombé sur la partie antérieure de la cuisse et qu'il s'est formé un épanchement de sang au milieu du membre. Après être resté alité quelque temps, il a repris son travail sans faire attention aux conséquences de ce traumatisme ; et il vient actuellement à l'hôpital, plutôt parce que le médecin l'y a engagé, que par suite d'une gêne excessive, et parce qu'il désire être débarrassé de cette tumeur. A l'examen, on rencontre au niveau indiqué une masse dure, ayant à peu près la forme et la grosseur de la rotule, quoique se rapprochant davantage d'une circonférence. La peau est mobile sur la tumeur qui se confond avec les masses musculaires ; on la déplace latéralement en saisissant le muscle à pleines mains, et on l'immobilise en faisant contracter le triceps.

Elle n'adhère donc pas à l'os et siège bien évidemment dans l'épaisseur du muscle. Je pose le diagnostic d'ostéome du droit antérieur de la cuisse, et j'enlève la tumeur en faisant une longue incision sur son milieu, et la détachant avec le bistouri et la spatule des fibres musculaires auxquelles elle adhère. La tumeur enlevée, le muscle présente une perte de substance d'un peu plus d'un demi-centimètre d'épaisseur.

Rien de particulier à signaler dans le cours de l'opération, ni dans les suites. Au bout d'une quinzaine, le malade sortait de l'hôpital, et je ne l'ai plus revu.

Voici le résultat de l'examen histologique qui fut pratiqué à Constantine, par notre ami M. le médecin principal professeur Laveran.

Examen histologique de la tumeur. — Des fragments de la tumeur sont détachés à l'aide de la scie et traités par l'acide picrique.

La tumeur présente sur la coupe l'aspect d'un tissu osseux très dense, il n'y a pas de substance médullaire centrale.

Les fragments décalcifiés sont placés dans une solution de gomme, puis dans l'alcool ; les coupes, colorées par le picrocarmin et montées dans la glycérine, présentent l'aspect suivant :

a) Sur beaucoup de points, on ne distingue que des tractus d'apparence fibreuse qui s'entre-croisent dans tous les sens. Au milieu des faisceaux fibreux se trouvent des cellules plasmatiques qui rappellent quelquefois l'aspect des ostéoblastes ; çà et là, des orifices qui paraissent correspondre à des vaisseaux sanguins.

Sur quelques points, la tumeur présente une structure osseuse beaucoup plus évidente ; on distingue des orifices vasculaires présentant les canalicules de Havers, et tout autour des cellules ramifiées, disposées plus ou moins régulièrement et répondant exactement à la description des ostéoblastes ; la substance intermédiaire est amorphe avec des stries parallèles comme dans la substance dure des os.

Les îlots de cette substance osseuse vraie sont comme noyés au milieu de la masse fibreuse.

Il s'agit en somme d'une tumeur osseuse, mais la structure de cet os de nouvelle formation et encore très imparfaite.

La précision de l'examen fait par un médecin d'une compétence aussi indiscutable ne laisse aucun doute sur la justesse du diagnostic.

Hémato-ostéome du moyen adducteur

F. RAMONET, médecin-major de 1re classe (*Arch. de méd. milit.*, 1893, t. XXI, p. 456.)

OBSERVATION. — Le capitaine B... est âgé de quarante-huit ans, d'une excellente santé habituelle, d'une bonne constitution, d'un tempérament nerveux, sans autres antécédents morbides qu'une fièvre typhoïde en 1869. Il n'est entaché d'aucune diathèse, d'aucune dyscrasie. Excellent et vigoureux cavalier, il fait de l'équitation son exercice journalier.

Le 4 avril dernier, étant à cheval, surpris par un écart de sa monture, il fait, pour se maintenir en selle, un énergique mouvement d'adduction des cuisses. A ce moment, il éprouve, suivant sa propre expression, un sentiment douloureux de déchirure à la partie supéro-interne de la cuisse droite. Il descend péniblement de cheval, en sautant sur le pied gauche, et regagne son domicile tant bien que mal, en s'appuyant sur son sabre comme sur une canne.

Aussitôt après l'accident, la cuisse droite devient le siège d'une tuméfaction diffuse considérable ; trois jours après, une ecchymose superficielle, s'étendant du pubis au genou et au creux poplité, nuance la peau de teintes multicolores. Les douleurs, nulles au repos, se réveillent assez vives à l'occasion des mouvements, la marche est à peu près impossible.

Le gonflement diffus de la cuisse diminue rapidement par le repos, les bains, le massage et la compression.

Le 18 avril, le médecin traitant, M. l'aide-major Malafosse, constate la présence d'une tumeur indurée dans la région des adducteurs, et, soupçonnant un ostéome en formation, il nous appelle en consultation.

Nous trouvons le malade couché dans son lit. A la région supérieure et interne de la cuisse droite, sur le trajet du moyen adducteur, siège une tumeur ovoïde, de la grosseur d'un œuf d'oie, dont le grand diamètre, parallèle à l'axe du membre, s'étend du pubis à la ligne âpre du fémur. Elle est indolore, sauf à une forte pression, et pendant les mouvements du membre. Presque entièrement dissimulée à la vue par les muscles de la région, elle devient très apparente, sans devenir plus dure, pendant les mouvements d'adduction, qui sont particulièrement douloureux ; la marche ne peut s'effectuer. La peau est souple, mobile, et n'offre d'anormal que sa coloration, par les teintes dégradées d'une ecchymose à son déclin. La tumeur est dure dans sa moitié supérieure, molle et semi-fluctuante dans sa moitié inférieure ; elle est irréductible à la pression, dépourvue de battements, d'expansion et de souffle ; elle paraît appendue au pubis et jouit d'une mobilité latérale et très sensible. Le malade est et a toujours été apyrétique.

Diagnostic. — Les symptômes que nous venons d'énumérer rendaient le diagnostic facile : nous ne pouvions guère hésiter qu'entre un hématome du moyen adducteur en voie d'ossification, et une hernie de ce muscle. L'irréductibilité de la tumeur, le caractère qu'elle présente de ne point durcir pendant les mouvements d'adduction de la cuisse, excluaient l'idée de hernie musculaire. Sa consistance, mi-partie dure, mi-partie molle et presque fluctuante, jointe à l'ecchymose superficielle révélatrice, militait clairement en faveur d'un hémato-ostéome ; nous nous arrêtâmes définitivement à ce dernier diagnostic. Notre opinion était, du reste, conforme à celle de M. le médecin principal de 1re classe Ducelliez, médecin-chef de l'hôpital militaire de Nice, qui avait bien voulu examiner le malade sur notre demande, et à l'opinion de M. le médecin aide-major Malafosse.

En pareille occurrence, l'abstention chirurgicale eût été plus qu'une faute ; elle exposait sûrement notre malade au danger prochain d'un volumineux ostéome qui l'aurait, suivant toute probabilité, frappé d'impotence relative du membre, et empêché de poursuivre sa carrière militaire. Dès lors, nous n'avons pas hésité à lui proposer l'ablation de sa tumeur. L'opération, approuvée par M. le médecin-chef Ducelliez, fut acceptée par le capitaine B..., et pratiquée le 25 avril.

OPÉRATION. — Le malade ayant été chloroformisé, nous faisons, à partir de l'épine du pubis, et suivant le grand diamètre de la tumeur, une incision de 10 centimètres, parallèle à l'axe du membre, en dedans de la veine saphène interne et des vaisseaux fémoraux. La peau et le tissu cellulo-adipeux sous-cutané ayant été divisés, nous tombons directement sur la gaîne aponévrotique du moyen adducteur ; l'incision de cette gaîne donne issue à un verre à bordeaux d'un liquide séreux, transparent et citrin. Au-dessous de la couche liquide nous trouvons un minuscule caillot, rouge foncé et mou, dont le faible volume, qui ne dépasse pas celui d'une noisette, contraste singulièrement avec la quantité relativement considérable de sérosité épanchée ; il n'existe aucun dépôt de fibrine. Nous insistons sur cette particularité importante qui a frappé, comme nous, les témoins de l'opération, et nous nous réservons d'y revenir plus loin pour en tirer les déductions qu'elle comporte.

En introduisant l'indicateur dans la cavité béante qui s'offre à nos yeux, nous découvrons qu'elle est close de toutes parts. L'épanchement liquide, placé en avant du moyen adducteur entre le muscle et sa gaîne, était entouré d'une membrane adventice, mince, adhérente, transparente, laissant apercevoir, comme à travers une fine gaze, les tissus sous-jacents. Des productions d'une dureté osseuse, hérissées d'aspérités impossibles à entamer avec le bistouri et formant trois groupes distincts, chacun de la grosseur d'une aveline, sont disséminées, en trois îlots indépendants les uns des autres, sur les fibres musculaires du moyen adducteur, sur sa gaîne et sur son tendon à son insertion au pubis. Ces néoformations sont littéralement incrustées dans les tissus qui les supportent, mais n'adhèrent ni au pubis, ni au fémur. La gaîne musculaire, en outre de son îlot de production osseuse, présente une bande épaissie, demi-dure, de consistance cartilagineuse.

A l'aide de la curette tranchante, nous pratiquons l'ablation exacte des trois groupes de néoformations, mais non sans peine, ni sans avoir entraîné à leur suite un certain nombre de fibres musculaires, tendineuses et aponévrotiques, qui leur servent de châton. Avec les ciseaux nous excisons une languette longue de 5 centimètres et large de 2 centimètres, taillée dans la gaîne du moyen adducteur, cette portion de la gaîne étant très épaissie et d'une apparence cartilagineuse. Enfin, la poche adventice est soigneusement enlevée par l'excision et le râclage. L'opération a été faite presque à blanc.

4

Après avoir désinfecté la plaie par des lavages à la solution de sublimé au millième, et par de larges insufflations d'iodoforme, nous installons un drain debout, à l'angle inférieur, et nous plaçons, à l'aide de l'aiguille de Reverdin, cinq points de suture au catgut : la suture comprend la peau et la gaîne musculaire. Un pansement antiseptique à l'iodoforme et au sublimé couronne l'opération.

Les suites de l'intervention chirurgicale ont été fort simples. Après une élévation thermique de 38°8 dans la soirée du deuxième jour, le malade est redevenu apyrétique dès le matin du troisième jour, et n'a plus désormais cessé de l'être ; le dixième jour, la réunion par première intention était parfaite.

Le 17 mai, le capitaine B... sort de l'hôpital dans l'état le plus satisfaisant : la cicatrice est solide, la marche est aisée, quoique hésitante, tous les mouvements du membre s'accomplissent sans douleur et la santé générale est excellente. Seules, une légère atrophie de la cuisse de deux centimètres et une faible adhérence de la cicatrice viennent projeter une pénombre sur le tableau ; mais nous comptons bien que tout au moins l'atrophie ne durera pas.

Examen histologique. — L'examen microscopique des trois tumeurs implantées dans les fibres du moyen adducteur, dans son tendon et dans sa gaîne, révèle leur nature osseuse ; nous y trouvons de nombreux ostéoblastes caractéristiques ; mais il nous a été impossible d'y découvrir des canaux de Havers et des vaisseaux. Quelques rares cellules cartilagineuses sont dispersées et perdues dans la masse des corpuscules osseux.

La languette aponévrotique excisée de la gaîne musculaire ne se compose guère que de cellules cartilagineuses nettement accusées et semées dans un stroma fibreux ; c'est à peine si çà et là quelques ostéoblastes discrets dessinent leurs contours étoilés.

La poche qui circonscrivait la tumeur est formée de fibrilles conjonctives très ténues, solubles dans l'acide acétique.

Le petit caillot rouge brun extrait de la poche est constitué par un lacis de fibrine transparente, par de la matière colorante libre, amorphe, granuleuse, d'un jaune foncé, et par des globules sanguins aplatis, crénelés, les uns décolorés, les autres d'un rouge sombre ; c'est un caillot sanguin en règle.

Quant au liquide inclus dans la tumeur, nous n'avons pas pu l'analyser, attendu qu'il s'est inopinément écoulé au moment de l'incision.

Toutefois, sa coexistence avec un caillot sanguin dûment constaté à l'examen microscopique nous autorise assurément à conclure que ce liquide n'était autre que de la sérosité sanguine dont il offrait, du reste, toutes les apparences.

Notre diagnostic se trouvait donc vérifié en tous points. Notre malade, à la suite d'un violent mouvement d'adduction des cuisses, nécessité par l'écart de son cheval, avait contracté un hématome du moyen adducteur droit, et cet hématome était en train de se changer en ostéome. De la collection sanguine du début, il ne restait guère que le sérum, le caillot se trouvant réduit à sa plus simple expression ; nous aurons à rechercher l'explication et l'interprétation de ce phénomène clinique.

État actuel de l'opéré. — Aujourd'hui 12 juin, cinquante jours après l'opération, le capitaine B... est dans un état absolument parfait, qui dépasse de beaucoup toutes nos prévisions. Il n'existe aucune induration, aucune douleur ; la cicatrice est linéaire, résistante, régulière, libre de toute adhérence, les légères adhérences du début ayant entièrement disparu.

Aucune trace de hernie musculaire, pendant les plus violents mouvements d'adduction de la cuisse, le moyen adducteur étant exactement maintenu par sa gaine. L'atrophie des premiers jours a disparu, les mouvements, la marche, l'équitation même, s'accomplissent avec aisance. Notre officier affirme qu'il n'a jamais disposé plus librement de son membre.

Bulletins et mémoires de la Société de chirurgie de Paris, t. XIX, Masson, éditeur. — Séance du 13 décembre 1893. — Communication de Michaux.

OBSERVATION. — Le nommé A... (A.), vingt-deux ans, employé de commerce, entre le 21 septembre 1893, salle Blandin, n° 16, dans le service de M. L. Labbé, pour une tumeur du volume d'un œuf, siégeant à la partie inférieure du moyen adducteur de la cuisse droite.

Ce garçon, fort et vigoureux, nous raconte l'histoire suivante : Il était au 15e régiment de chasseurs à cheval depuis cinq mois, lorsqu'un jour en descendant de cheval, il remarqua une vaste ecchymose occupant toute la partie interne de la cuisse droite.

Le médecin-major lui donne un repos de cinq jours. Au bout de ce temps, il veut remonter à cheval, mais éprouve une vive douleur et s'aperçoit pour la première fois, de l'existence d'une tumeur du volume d'un œuf de poule, surtout manifeste par la contraction musculaire des adducteurs.

Repos à l'infirmerie pendant quarante-cinq jours. Au bout de ce temps, il ne peut monter à cheval; on l'envoie à l'hôpital Saint-Michel, où le chirurgien de service porte le diagnostic de rupture musculaire du moyen adducteur. Le malade est réformé; dix jours après, il entre dans notre service. Couché, tous les muscles dans le relâchement, il présente à la partie antéro-interne de la cuisse droite, un peu au-dessus et en dedans de la pointe du triangle de Scarpa, une tumeur assez résistante qui semble faire corps avec la partie inférieure du moyen adducteur.

La distension passive ne fait pas disparaître la tumeur. La contraction augmente la saillie sous la peau et sa consistance. Il n'y a pas d'expansion par la toux, pas de tension profonde dans les régions crurale et obturatrice, et, en raison de l'histoire très nette que nous raconte le malade, nous portons le diagnostic de rupture du moyen adducteur.

Le malade est gêné dans la marche, mais il ne boîte pas; par contre, les efforts d'adduction sont assez pénibles et douloureux pour lui faire réclamer une intervention chirurgicale que nous pratiquons avec soin, le 30 septembre 1893, heureux de l'occasion qui nous est offerte de vérifier l'état des muscles et aponévroses.

Sur le milieu du moyen adducteur, une grande incision de 15 centimètres, dans le but de voir bien clair, nous conduit, *à travers une aponévrose intacte,* sur une tumeur du volume d'un gros œuf de poule faisant corps avec le muscle moyen adducteur. Cette tumeur est si arrondie, si tendue, si blanche même, au niveau de son point culminant, que nous croyons momentanément avoir affaire à une production kystique ou hématique développée autour d'un petit ostéome musculo-tendineux que nous sentons bien nettement à la partie inférieure de la tumeur, au voisinage de l'insertion musculaire. Une incision sur la masse nous prouve de suite que la tumeur est exclusivement musculaire. Je la dissèque avec grand soin, surtout à sa partie inférieure, immédiatement contiguë aux vaisseaux fémoraux; la partie supérieure est sectionnée sans hémorragie appréciable. Nous constatons alors qu'il s'agissait de la rupture des trois quarts du moyen adducteur; le faisceau supérieur est intact. Quant à la masse elle-même que je vous présente, elle est exclusivement formée par les fibres musculaires rompues et par un petit ostéome d'un centimètre à peine de longueur, qui pénètre la tumeur dans sa partie inférieure, environné de toutes parts par du tissu fibreux, aux dépens duquel il s'est bien vraisemblablement formé.

Je laisse dans la plaie une mèche de gaze iodoformée pour tenir momentanément la place du muscle enlevé. Je suture l'aponévrose avec soin, sauf à la partie inférieure où sort la mèche, et les lèvres de l'incision cutanée sont rapprochées au crin de Florence. Réunion par première intention sans le moindre incident. Le malade est tenu au repos pendant un mois. Le 24 octobre, il sort de l'hôpital bien guéri.

Bulletins et Mémoires de la Société de chirurgie de Paris.
Année 1893 (séance du 27 décembre), p. 758.
Deux observations de Berger.

OBSERVATION I. —Il y a une dizaine d'années, un de mes amis d'enfance vint me consulter à Paris. Agé de près de quarante ans, taillé en hercule, fort à tous les exercices du corps et particulièrement bon cavalier, il avait, un mois auparavant, eu un accident qui lui laissait quelque inquiétude. Voulant monter un cheval qui cherchait à se dérober en tournant, ayant le pied gauche à l'étrier, il avait donné un fort élan pour se mettre en selle. Au moment où la jambe droite passait par-dessus la croupe du cheval, il avait ressenti une violente douleur vers la racine du membre, douleur accompagnée d'une sensation de craquement. Cette douleur s'était accrue au point de le forcer de descendre de cheval.

Presque aussitôt il avait constaté lui-même un gonflement notable dans la région des adducteurs. Il avait consulté un médecin de la localité qui lui avait dit qu'il s'était donné une hernie. Au bout de quelques semaines de repos, la douleur était calmée ; la tuméfaction avait diminué ; mais, inquiet de la lésion qui s'était brusquement produite, mon ami prit le parti de venir me la montrer.

Du côté droit, à la partie supéro-interne de la cuisse, la région des adducteurs présentait encore un certain degré de tuméfaction et de l'ecchymose. En la saisissant entre les doigts, on ne trouvait aucune partie réductible indiquant l'existence d'une hernie (qui n'aurait pu être qu'une hernie obturatrice); il n'y avait pas non plus de tumeur sanguine appréciable, et c'était la masse des adducteurs qui semblait augmentée de volume. Mais à la palpation on sentait aussitôt vers le bord interne de la région, à deux travers de doigt environ de la branche descendante du pubis, au-dessous du relief du droit interne, dans la partie supérieure du moyen adducteur, un noyau dur et mobile. Ce corps, de la forme et du volume d'une amande, présentait transversalement son grand axe : il était mobile, mais s'immobilisait dans la contraction des adducteurs et dans l'abduction forcée de la cuisse. Ses limites étaient nettes et sa consistance était bien celle du tissu osseux. D'ailleurs aucun pédicule ne rattachait ce noyau dur au pubis.

OBSERVATION II. — Vers 1886, à l'hôpital Tenon, je me rappelle parfaitement avoir vu un homme qui, à la suite d'un effort pour se maintenir en selle, en montant un cheval difficile, avait ressenti quelque temps auparavant une vive douleur dans la région des adducteurs. C'est tout ce que je me rappelle sur l'origine de la lésion qu'il portait, car le malade ne revint pas se présenter dans la salle où je comptais le recevoir ; mais ce dont je me souviens parfaitement, c'est d'avoir constaté, le jour même, vers l'insertion supérieure du droit interne ou du premier adducteur, l'existence d'un noyau osseux mobile, ressemblant absolument comme forme, comme mobilité, comme rapport, à celui que j'avais constaté sur mon premier malade.

INDEX BIBLIOGRAPHIQUE

_____

APOLANT (H.). — Sur la résorption et l'apposition du tissu osseux pendant le développement des tumeurs osseuses (Arch. für pathol. Anat. u. Phys., CXXXI, 1. Analysé *in* Revue d'Hayem, 15 octobre 1893, p. 442).

AURIGAN. — Des hématomes musculaires (Thèse de Bordeaux, novembre 1891).

BARD. — Précis d'anatomie pathologique (Paris, 1890).

BERGER. — Bulletin et mémoires de la Société de chirurgie de Paris (séance du 27 décembre 1893, p. 758).

A. BERTHIER. — Étude histologique et expérimentale des ostéomes musculaires (Arch. de méd. expérimentale, 1894, p. 600).

BILLROTH. — Deutsche Klinik, 1855, n° 27 (cité par Favier).

BLEIBTEN. — Du processus histologique de la résorption des corps étrangers dans le tissu cellulaire sous-cutané ; de la résorption des épanchements de sang, in-8°, Tubingue, 1890.

BOPPE. — Deux cas d'ostéome musculaire (Arch. méd. mil., février 1892, tome XIX, p. 125.

BUISSON. — Trois observations (cité par Favier).

BOUVERET. — Thèse de Paris, 1878.

BRENSOHN. — Un cas de myosite ossifiante multiple (Berlin. Klin. Woch., n° 46, p. 1163, 14 novembre 1892).

CHARVOT. — Étude clinique sur quelques observations d'hématomes du pli du coude (Congrès français de chirurgie, Paris, 1892, page 213).

CHARVOT et COUILLAUD. — Des ruptures musculaires chez les cavaliers (Revue de chirurgie, 1887, n°s 5 et 6).

COYNE. — Examen histologique d'un ostéome (Journal de méd. de Bordeaux, 11 juin 1893, p. 282).

DELORME. — Vaste ostéome du moyen adducteur (Bulletin de la Soc. de chirurgie, 1893, tome XIX, p. 227).

— Sur les ostéomes, en particulier sur les ostéomes du cavalier (obs. de l'auteur et celles de MM. Yvert, Rigal et Sieur, *in* Bulletin de la Société de chirurgie, 1894, p. 540).

DEMMLER. — Un cas d'ostéome du droit antérieur de la cuisse. L'étiologie de ces tumeurs (Arch. de méd. mil., 1892, tome XX, p. 119).

EURY. — Société médicale de Nancy, avril 1883 (cité par Charvot).

FAVIER. — De l'ostéome des muscles adducteurs chez les cavaliers (Arch. de méd. mil., 1888, tome XI).

FERRON. — Société d'anat. et de physiol. de Bordeaux, 16 décembre 1889 et 16 mai 1890 (cité par Charvot).

— Gaz. des hôp. de Toulouse, octobre 1893 (séance du 9 janvier 1893, à la Société d'anatomie et de physiologie de Bordeaux).

FOLLIN. — Des tumeurs osseuses sans connexion avec les os (Société de biologie, 1850-51).

GAZIN (A.). — Ostéome du moyen adducteur (Arch. de méd. milit., 1892, t. XX, p. 122).

GRAF. — Die Königlichen Reserve-Lazarethe zu Dusseldorf während des Krieges, 1870-71, p. 64 (cité par Favier).

GUÉPIN. — Ostéome du brachial antérieur (Société anatomique de Paris, 14 avril 1893).

HAWKINS. — Medical Gazette, 1844 (cité par Favier).

JOSEPHSON. — Ueber Osteome in den Adduktion-Muskeln von Cavalleristen (Reit-knochen) (Deutsche militärärziche Zeitschrift, 1874, 2, p. 53 (cité par Favier).

KŒNIG. — Traité de pathologie chirurgicale spéciale, 1890, 4ᵉ édit., t. III, p. 102.

KRONECKER. — Société médicale de Berlin (séance du 6 mars 1889) (Klin. Woch., 8 avril 1889, p. 314).

KUBMMEL. — Déchirure sous-cutanée des tendons (Deutsche med. Woch., n° 111, p. 241, 1892) (Analysé in Revue de Hayem, 15 janvier 1893, p. 29).

LABREVOIT. — Ostéomes volumineux, etc. (Arch. de méd. milit., t. XX, p. 447).

LALESQUE. — Ostéome du droit interne (Journal de méd. de Bordeaux, 5 janvier 1889).

LAUGIER (S.). — Art. Contusion, in Dictionnaire de médecine pratique, t. IX, p. 517.

MANTEY. — Exostose fracturée du pubis (Americ. med. Associat.,
27 juin 1889).

MASCAREL. — Ossification du muscle adducteur superficiel (Bulletin
de la Soc. anatomique, 1840).

MICHAUX. — Bulletin de la Soc. de chirurgie de Paris, t. XIX, 13 décembre 1893.

NIMIER. — Ostéome des muscles (Gaz. hebd. de Paris, II, 1893,
p. 123).

ORLOW. — Ostéome des adducteurs chez un cavalier (Wiener méd.
Woch., 1888, LI, p. 1698).

PELLETAN. — Clinique chirurgicale.

PITHA. — Wochenbl. der Gesan. Wiener Arzt., 1864, p. 373 (cité par
Favier).

PITHA et BILLROTH. — Handbuch der Allg. und Spec. chirurgie, II,
2, p. 854 (cité par Favier).

PODRASKY. — Wiener medicin. Presse Iahrgang, XIV, p. 406 (cité
par Favier).

RABECK. — Un cas de myosite ossifiante progressive (Arch. f. Path.
Anat. und Physiol., CXXVIII, 3. Analysé in Revue d'Hayem,
15 janvier 1893, p. 209).

RAMONET. — Hémato-ostéome du moyen adducteur (Arch. méd. milit.,
1893, t. XXI, p. 450).

RIGAL. — Société de chirurgie, 2 mai 1894, in Bulletin médical,
6 mai 1894.

SCHLEIFSTEN. — Deutsche militär. Arz. Zeitschrift Hept., p. 35 (cité
par Favier).

SCHMITT. — De l'ostéome des muscles de la cuisse chez les cavaliers
(Revue de chirurgie, 1890, t. X, p. 731).
— Un nouveau cas d'ostéome du moyen adducteur (Arch. méd.
milit., t. XIX, p. 131).

SEYDELER. — Réunion des médecins de Cöslin (cité par Favier).

SIMSON. — Myosite ossifiante consécutive à un traumatisme (British
med. Journal, novembre 1886, p. 1026).

TARTIÈRE. — Ostéome d'un muscle adducteur chez un cavalier (Arch.
de méd. milit., 1891, t. XVII, p. 56).

THIRIAR. — Annales de la Soc. d'anat. path. de Bruxelles, 1880, n° 20
(cité par Favier).

Velpeau. — Thèse d'agrégation.

Virchow. — Traité des tumeurs, (cité par Favier).

Volkmann.— Krakneiten der Muskeln und Sehnen, p. 847 (cité par Favier).

Archives de méd. de New-York, 1884.

Traité de chirurgie de Duplay et Reclus, t. I et II.

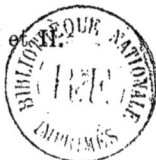

30

www.ingramcontent.com/pod-product-compliance
Lightning Source LLC
Chambersburg PA
CBHW050529210326
41520CB00012B/2493